# NOUVELLES OBSERVATIONS

## SUR

### L'EMPLOI THÉRAPEUTIQUE

### DES

# EAUX MINÉRALES

## NATURELLES ET ARTIFICIELLES

*[...] se spontanément les [...]
[...] de toutes les propriétés [...] qu'elles
[...] la nature et [...] à la température [...]
[...] la masse [...]*

# BOISSONS MINÉRALES.

DE L'EAU [...] À L'HYGIÈNE DES GENS DE MER
ET DE TERRE.

[...]

## PARIS.

# QUELQUES OBSERVATIONS

SUR

## L'EMPLOI THÉRAPEUTIQUE

DES

# EAUX MINÉRALES

## NATURELLES ET ARTIFICIELLES.

*Moyen de faire soi-même, et spontanément, ces Eaux, de les obtenir douées de toutes les propriétés que possèdent celles de la nature et de les préparer à la température des sources, sans la moindre altération, à l'aide des*

# DRAGÉES MINÉRALES.

DE LEUR APPLICATION A L'HYGIÈNE DES GENS DE MER ET DE TERRE.

(Extrait d'un Mémoire de M. MÈGE, Pharmacien interne et lauréat des Hôpitaux de Paris.)

## PARIS.

1842.

# QUELQUES OBSERVATIONS

SUR L'EMPLOI THÉRAPEUTIQUE

DES

## EAUX MINÉRALES,

NATURELLES ET ARTIFICIELLES,

PRÉPARATION

### DES EAUX THERMALES.

Une nouvelle impulsion est en ce moment donnée à la thérapeutique; tous les praticiens instruits la suivent dans cette voie de progrès. Il s'agit de rayer de la pratique médicale, des composés chimiques regardés comme les principes actifs de la plupart des eaux minérales, et employés pour les remplacer. Sans compter les combinaisons et décompositions que ces corps solides et souvent insolubles subissent dans l'estomac, et sur lesquelles le médecin ne peut ni ne doit compter; peut-on mettre en parallèle les résultats produits par une substance isolée avec ceux d'une eau minérale, où tout est dissout et facilement absorbé, où il y a une action simultanée de plusieurs corps fixes, gazeux, etc., où chez plusieurs d'entre elles la température élevée produit les plus heureux effets? Une préparation de fer, de soufre, d'alcalis, peut-elle représenter l'eau minérale correspondante? Non, et tout le monde sait qu'on n'a employé ces médicamens que parce qu'on ne pouvait pas avoir facilement les eaux minérales froides, et absolument aucune eau thermale, car comment agissent ces médicamens? A quelle dose sont-ils absorbés? Comment se dissolvent-ils? On n'en sait rien, et on ne peut compter sur aucun résultat précis, parce que les uns doivent s'oxider ou se salifier, rencontrer un acide pour les décomposer ou les dissoudre, parce que l'estomac n'est pas un ballon de chimiste où les réactions se passent comme on le prévoit, et parce que même, dans ce cas, l'absorption serait subordonnée à la quantité et à la nature des sucs contenus ou versés dans cet organe. Tandis que dans les eaux, on rencontre l'action simultanée de plusieurs corps dissous qui sont absorbés immédiatement, et qui peuvent être administrés aux malades à la température de l'estomac.

# EAUX MINÉRALES EN GÉNÉRAL.

## DES EAUX MINÉRALES NATURELLES.

Quand l'homme encore plongé dans l'ignorance se laissait guider par son instinct intelligent, la nature était le grand livre de la thérapeutique, mais dès qu'un rayon de science vint frapper ses yeux, il étudia cette nature, il descendit, ou il crut descendre dans ses profonds secrets, et il créa les préparations médicinales; ses travaux, aussi éphémères que lui-même, ne nous ont laissé qu'une longue suite de composés tour à tour vantés et abandonnés, qui prouvent combien ses recherches étaient peu avancées, les faits mal appréciés, les résultats méconnus. Les eaux minérales, au contraire, n'ont jamais ressenti les secousses des systèmes, jamais elles n'ont connu les caprices de la mode médicale; combien de siècles témoins de leur succès! Vénérées par les anciens, elles avaient reçu des Romains le surnom d'eaux sacrées, et aujourd'hui encore, soutenues par toutes les doctrines médicales et par tous les praticiens, elles sont employées journellement par le médecin instruit, et au prix de combien de dificultés et de mécomptes, car on le sait, ces eaux transportées à grands frais de la source, se décomposent plus ou moins rapidement dans les vases qui les renferment, et si dans quelques unes l'altération est moins profonde, (1) elle devient complette aussitôt qu'on a débouché les bouteilles pour en prendre le premier verre, et que l'air a pu s'y introduire, ajoutez à cela l'incommodité du transport et un prix élevé, et il sera facile d'expliquer l'abandon presque complet de ce moyen : le même sort attendait les eaux artificielles, à cause de quelques inconvéniens plus graves encore que nous allons examiner.

## EAUX MINÉRALES ARTIFICIELLES.

Le chimiste, que la science avait introduit dans l'intimité de la création, a voulu faire des eaux artificielles, mais il n'a pas daigné imiter le Créateur, il l'a surpassé, comme disent nos fabricans d'eaux de Seltz, qui croient avoir fait mieux que Dieu, parce qu'ils ont enfermé dans l'eau six fois plus de gaz que lui. Comme si celui qui nous a créé n'avait pas su mesurer la propriété dissolvante des corps aux besoins des êtres organisés, comme si l'eau ne serait pas dangereuse pour les animaux et

(1) De l'eau de Passy conservée un mois à la cave et filtrée, ne donnait pas un atôme de fer à l'analyse.

les plantes, si elle pouvait enlever à l'air plus d'oxigène et d'azote.

Il est vrai qu'en médecine des poisons sont souvent des médicamens héroïques, d'accord, mais qu'on ne donne pas alors ces eaux surchargées d'acide carbonique pour produire les effets doux et salutaires des eaux naturelles, et surtout qu'on ne prétende pas en obtenir de bons résultats, quand les médecins observateurs n'enregistrent que des accidens.

D'autres causes encore augmentent leur mauvaise action, fabriquées, à quelques exceptions près, par des personnes étrangères aux sciences chimiques, et aux loix de la concience, ces eaux ne sont le plus souvent qu'une simple solution de gaz impur, aucun des autres corps ne s'y trouve dissout. Qu'après cela le médecin en attende de bons effets.

*En résumé, les eaux artificielles surchargées de gaz acide carbonique, surtout les eaux de Seltz, produisent les effets les plus fâcheux ; plusieurs estomacs les rejettent, d'autres sont à la longue atteints de gastrites ; elles produisent aussi des maladies nerveuses et des congestions cérébrales. (Dictionnaire des sciences médicales.)*

Bien des observations recueillies en ville et dans les hôpitaux prouvent ces faits, mais voyons les expériences suivantes, dont je ne puis donner que les conclusions :

Dans ces travaux, j'ai été guidé par les savans avis de MM. Récamier, Monod, Marjolin, Réveillé-Parise, etc., aidé par M. Jourdain, pharmacien de Paris, qui avait mis son laboratoire et son expérience à ma disposition. — *Les comptes-rendus de l'institut, les journaux de médecine*, ont souvent parlé de l'action toxique du gaz acide carbonique ; on peut directement étudier cette action en donnant à un animal des pilules qui dégagent chacune invariablement un centilitre d'acide carbonique dans l'estomac.

*1° Trois à huit de ces pilules enivrent et font mourir des moineaux de quatre à six mois ; l'autopsie ne laisse découvrir aucune trace d'asphyxie.*

*2° Cent à deux cents font ressentir à l'homme tous les symptômes d'un narcotisme très intense et très prolongé* (1) : *chaleur générale, d'abord, puis frissons, tremblemens nerveux, éblouissemens, maux de tête, et un besoin de dormir indomptable.*

*En variant la dose de ces pilules de dix à cinq cents, on peut obtenir sur tous les animaux les divers degrés du narcotisme et la mort.* (2)

Ajoutons encore les résultats suivans que nous ont fournis quelques malades de plusieurs médecins, et entre autres de M. Réveillé-Parise.

*Quatre dames âgées de vingt à quarante ans, très facile-*

---

(1) J'ai failli être victime d'une de ces expériences dans laquelle ces effets durèrent vingt-quatre heures, en dépit d'une large saignée que m'avait prescrite le docteur Monod.

(2) Ces faits nous expliquent la longue ivresse produite par la bière ; la funeste influence d'un air trop chargé d'acide carbonique ; le malaise qu'éprouve le matin celui qui couche dans une chambre étroite et bien close.

*ment irritables, ne pouvaient prendre soixante-quatre grammes d'eau de Seltz artificielle sans ressentir dans l'estomac une chaleur douloureuse qui allait jusqu'aux vomissemens.*

*— L'eau chargée de tous les sels que contient l'eau naturelle et d'acide carbonique à la pression ordinaire, produisait les mêmes effets que l'eau de Seltz naturelle, c'est-à-dire facilitait la digestion et donnait un bien-être marqué.*

*— L'eau naturelle de Seltz, chargée artificiellement de plusieurs volumes de gaz, agissait d'une manière aussi funeste que l'eau artificielle.*

Du reste, ces faits ne font que confirmer l'opinion des anciens médecins, qui étaient tellement convaincus de la différence de ces deux sortes d'eaux, qu'ils pensaient que le gaz produit par le chimiste n'était pas le même que celui que dégageait la terre.

Ainsi, les eaux minérales surchargées de gaz, doivent être rejettées de la pratique du médecin prudent, et les eaux naturelles conservées dans des bouteilles pleines ou entamées, étant facilement altérées, ne peuvent mériter la confiance du praticien.

L'impossibilité d'avoir des eaux thermales, et l'incommodité du transport, sont aussi des inconvéniens très graves attachés à ces deux sortes de liquides.

## FORMATION DES EAUX MINÉRALES,

FROIDES OU THERMALES, DANS UN VERRE COMME A LA SOURCE, A L'AIDE DES **Dragées Minérales**.

Pour que le médecin put avec avantage abandonner les autres préparations pharmaceutiques pour les eaux minérales, que ces composés représentent d'une manière si éloignée, il fallait donner le moyen de faire facilement ces eaux douées de toutes les propriétés que possèdent celles de la nature, de pouvoir les préparer, à toute heure et en tous lieux, verre par verre, pour quelles fussent toujours les mêmes et jamais altérées, il fallait créer une préparation qui réunit tous les élémens solides ou gazeux des eaux minérales naturelles, avec les conditions suivantes : *conservation rigoureuse, volume peu considérable, transport facile et prix peu élevé*, il fallait encore à l'aide du même moyen pouvoir préparer sans altérations les eaux minérales thermales à la température de toutes les sources.

Ce problême nous l'avons résolu avec le plus grand bonheur, ainsi que l'attestent les expériences des plus savants praticiens, c'est cette préparation que nous avons appelée **Dragées Minérales**, à cause de sa forme et de sa composition,

Une de ces dragées, en effet, jetée dans un verre d'eau, forme une véritable source en miniature ; elle

disparaît en lançant une gerbe de gaz acide carbonique, qui rappelle le bouillonnement de l'eau jail-
lissant sur la terre; et quand la *dragée* est presque
toute fondue, l'eau est chargée des principes que
contiennent les eaux de Seltz, Vichy, ferrugineuses,
ou sulfureuses, suivant qu'on a employé l'une ou
l'autre de ces *dragées*, en cet état elle est douée de
toutes les propriétés de ces eaux, comme si l'on ve-
nait de les puiser à la source même. Ici sont en effet
réunies toutes les meilleures conditions : le gaz se
dissout à la pression ordinaire, les sels n'ont pas le
temps de s'altérer, puisqu'on peut faire son eau
minérale à mesure qu'on la boit; et puis l'importante
faculté pour le médecin d'employer de l'eau thermale, faculté dont il a été privé jusqu'à ce jour; car
on conçoit qu'en mettant dans un verre de liquide
formé de deux tiers d'eau froide et un tiers d'eau
bouillante, (1) qu'en mettant, dis-je, une *dragée*
on obtienne une eau qui est absolument la même
que celle qui jaillit en fumant de la source. Plusieurs personnes très distinguées, et entre autres
M. Reymond, pharmacien de Paris, revenant des
eaux, et ayant goûté une eau thermale de Vichy
ainsi préparée, n'y trouva pas la moindre différence,
et en continua l'usage comme s'il eût été à Vichy
même.

(1) Ce mélange donne environ 40° centigrades, moyenne température des
Eaux thermales.

*Nous avons dit que ce dernier résultat était d'une grande importance pour le médecin, parce que tout le monde sait combien une eau bue à la chaleur de l'estomac est plus efficace, par ce qu'il ne se produit pas dans cet organe un froid sensible, et de là une perturbation nécessairement amenée par le contact des deux corps dont les températures différentes tendent à s'équilibrer, et à laquelle quelques estomacs, surtout ceux des malades, sont très sensibles.*

## DRAGÉES MINÉRALES

### POUR EAUX ALCALINES, GAZEUSES, DE SELTZ, DE VICHY, (DES TROIS SOURCES), ETC.

*Ces eaux, on le sait, réussissent à merveille dans diverses affections d'estomac, vomissemens, aigreurs, etc. Elles excitent puissamment l'appétit et la sécrétion des urines, du plus grand secours dans quelques maladies du foie, elles sont efficaces dans la pierre, la gravelle, la goutte, etc. (1)*

Privé de ces eaux que prescrit le médecin? les sels carboniques de soude, de magnésie, ou les alcalis caustiques, les pastilles improprement appelées de Vichy, qui ne contiennent ni fer, ni gaz carbonique libre, etc., etc., les uns doivent absorber et d'autres dégager de l'acide, absolument comme si l'on fesait une expérience de chimie dans l'estomac, le *praticien* sait qu'on ne peut pas compter sur les effets de ces corps, il les donne faute de mieux, dans l'espoir de les voir réussir; si son attente est trompée, il n'en est pas étonné.

(1) MM. Lucas, Prunelle Petit.

Les eaux artificielles surchargées de gaz, nous l'avons dit, ne peuvent pas être employées à cause des inconvéniens dont nous avons parlé, faites du reste pour l'agrément, elles ne contiennent le plus souvent que le gaz acide carbonique, qui n'en est pas à beaucoup près le seul principe actif.

A l'aide des *Dragées minérales*, on peut faire facilement et à volonté, les eaux froides ou thermales, et nous pouvons dire que si le pittoresque de la campagne qui entoure la source produit de bons effets sur quelques hypocondriaques, des médecins ont observé des résultats analogues produits par le bouillonnement de cette source improvisée, qui a pour ces malades quelque chose de mystérieux.

---

## DRAGÉES MINÉRALES

### POUR EAUX FERRUGINEUSES DE TOUTES LES SOURCES.

*Ce sont les eaux ferrugineuses qui ont conduit à la découverte des propriétés précieuses du fer, dans la chlorose, l'anémie, quelques fièvres intermittentes, la leucorrhée blennorrhagique, et de son action vivifiante sur les tempéramens lymphatiques, scrofuleux, sans énergie vitale.*

Si les préparations alcalines ne peuvent représenter leurs eaux correspondantes, celles de fer sont d'un emploi bien plus vague encore, la pharmacie donne en effet au médecin du fer métallique qui doit s'oxider et se salifier dans l'estomac, des oxides qui doivent rencontrer des acides en quantité, variable ou nulle, des sels qui doivent se décomposer ou entrer dans de nouvelles combinaisons. Ces préparations, ont une action si peu précise et si inefficace, qu'elles ont au moins l'immense inconvénient de donner une forte constipation, ou un grand dévoiement, accidens, à coup-sûr, peu favorables aux malades.

Le médecin doit aussi se défier des eaux minérales ferrugineuses conservées dans les bouteilles, qui, au bout d'un certain temps ne contiennent plus un atôme de fer, ou s'en dépouillent complètement quand on a débouché le vase et que l'air a pu pénétrer dans son intérieur. Quel résultat peut-on raisonnablement attendre de ces eaux si facilement altérables ?

On conçoit que ces inconvéniens ne puissent pas exister avec les *dragées minérales* qui donnent à l'instant même, verre par verre, l'eau que l'on veut boire, la composition est par ce moyen toujours rigoureusement la même, et le liquide facilement absorbé. Ce dernier résultat est bien éloigné de celui qu'on obtient avec les préparations solides qui doivent être dissoutes par les sucs de l'estomac, et conséquemment en quantité variable.

## DRAGÉES MINÉRALES

### POUR EAUX SULFUREUSES.

*Ces eaux, administrées par des mains habiles, produisent les plus heureux effets dans les maladies chroniques de la peau, eczema prurigo, impectigo chronique, dartres, psoriasis, chez les tempéramens lymphatiques et scrofuleux, dans les maladies chroniques de la poitrine, phtysie, pneumonie, catarrhes pulmonaires, etc.*

Les préparations de soufre peuvent-elles remplacer ces eaux? Non, elles ne méritent pas même la peine d'être énumérées; du reste, on leur a fait justice, on n'emploie guère que les eaux sulfureuses, si inexactes et si capricieuses quand on ne les prend pas à la source, parce qu'elles sont d'une mobilité extrême, (1) et qu'en très peu de temps elles subissent la plus profonde décomposition, aussi la plupart des médecins les remplacent par les *dragées minérales sulfureuses,* qui font l'eau à volonté, à mesure du besoin, et qu'ils peuvent prescrire froides ou thermales, suivant les exigences de la maladie.

---

# APPLICATION

## DES DRAGÉES MINÉRALES

### DE SELTZ ET DE VICHY, A L'HYGIÈNE GÉNÉRALE DES GENS DE MER ET DE TERRE, DES CONVALESCENS ET DES MALADES.

Les gaz libres dans la nature ont, avons-nous dit, la propriété de se dissoudre dans l'eau dans les proportions convenables aux besoins des animaux et des

---

(1) A Cauterets, de l'eau puisée à la source dite de César, mise en bouteille n'est déjà plus la même quand elle est descendue au village. (Note communiquée.)

végétaux, ainsi, l'eau aérée favorable à la santé des êtres organisés devient funeste quand elle est privée d'oxigène ; (1) les expériences des physiologistes ont prouvé ce fait, et *Humbold* et *Labillardière* ont mis en évidence que ces eaux fades et lourdes produisaient le goître, les scrofules, le scorbut, etc. Voilà des faits connus ; mais comment agit cet air ? Est-ce comme agent chimique ? Est-ce par une action spécifique analogue à celle des médicamens ? Il agit spécifiquement et non par une action chimique. (Ces faits résultent aussi de nos expériences.)

*Un animal qui, soumis à l'usage d'une nourriture et d'une boisson privées d'air, dépérit visiblement, reprend ses forces si on lui donne alors une boisson saturée d'acide carbonique.*

*Le résultat est le même, la digestion presque impossible avec des alimens et une boisson désaérés, devient facile comme avec une nourriture oxigénée, si les alimens sont fortement épicés, si la boisson est chargée d'un principe amer ou aromatique, tels que la rhubarbe, le thé, etc., etc. (2)*

----

(1) Des observations recueillies depuis plusieurs années, prouvent que les tisanes bouillies ont la plus mauvaise influence sur les malades si elle ne contiennent pas quelque principe amer, tonique ou excitant.

(2) Ces faits expliquent comment les habitans de quelques pays, peu favorisés sous le rapport de l'eau assainissent facilement celle-ci à l'aide du thé, de l'acide carbonique ou des plantes amères ; ce qu'il y a d'important dans ces résultats, c'est que ces divers corps agissent dans l'estomac d'une manière analogue à celle de l'oxigène. Ainsi, l'acide carbonique transforme facilement en eau salubre l'eau malsaine qu'on transporte sur mer dans des tonneaux, celle qui provient de la fonte des neiges, ou qui, comme dans les hautes montagnes, soumise à une faible pression, ne peut pas dissoudre une quantité suffisante d'oxigène.

Les dragées de Seltz et de Vichy pouvant assainir les eaux insalubres, et pouvant être transportées partout facilement, sont de la plus haute importance pour les gens de mer, dont elles calment la propension aux vomissemens (*mal de mer*), et empêchent les mauvais effets d'une eau longtemps conservée dans les tonneaux et privée du principe vital, effets qui, en altérant la santé par des indigestions, le scorbut, etc.; disposent les marins à devenir victime de l'influence souvent mortelle des pays chauds et des maladies endémiques qui règnent sur les plages éloignées.

Pour les gens de terre, elles sont de la plus grande utilité, parce que dans les voyages, ils pourront toujours avoir de l'eau salubre qui fasse digérer et qui n'altère pas la santé du voyageur obligé de boire sur sa route toutes sortes de liquides, plus ou moins potables.

Il y a des eaux dont l'insalubrité provient d'une grande quantité de sulfate de chaux qu'elles contiennent; dans celles-là on fait aussi fondre une dragée de Seltz ou de Vichy, il se forme un abondant précipité blanc, et la liqueur éclaircie par le repos ou par le filtre, est devenue potable; on le reconnaît facilement à ce qu'elle dissout alors le savon et cuit les légumes; propriétés qu'elle ne possédait pas avant.

Enfin, sachant comment se forment la gravelle, la pierre, la goutte; les médecins en prescrivent l'usage continuel aux individus sédentaires, pour les préserver dans la suite, de ces terribles maladies qui font trembler tous les hommes, même dans un âge peu avancé, ces personnes, au lieu de boire de l'eau simple, transforment ce liquide en eau de Seltz, ou plutôt de Vichy en jettant une dragée dans leur verre, qui présente bientôt le plus curieux bouillonnement; ils détruisent ainsi ces affections à mesure qu'elles se forment, et il est évident que par ce moyen, la pierre, la gravelle, etc., ne peuvent survenir ni revenir.

Si les individus bien portans doivent trouver dans l'hygiène, les moyens d'éviter les maladies, le malade doit bien plus encore employer toutes les ressources de l'art pour être bientôt rétabli; sorti d'un état morbide, il a un estomac encore faible et qui digère difficilement. De là, la lenteur du rétablissement ou de funestes récidives, s'il survient une indigestion, ce qui arrive souvent. Les eaux de Seltz et de Vichy préparées à l'aide des dragées minérales, secondent merveilleusement la nature, et en excitant doucement les fonctions organiques, éloignent les accidens consécutifs et font revenir bientôt le convalescent à une complète santé,

# EMPLOI

## DES PILULES CARBONIQUES,

### QUI DÉGAGENT LE GAZ DANS L'ESTOMAC MÊME.

Nous avons vu que l'acide carbonique agissait diversement, suivant son mode d'administration ; MM. Monod, Marjolin, Réveilé-Parise, etc., ont appliqué à la thérapeutique les pilules dont je me suis servi pour mes expériences, et qui dégagent chacune un centilitre de gaz dans l'estomac même. Ces savans praticiens ont conclu de leurs observations que, données à un enfant à la dose de dix à quinze par jour, d'heure en heure, et de quinze à cinquante par jour à l'adulte, dose qu'on peut porter bien plus loin les jours suivans ; elles agissent avec beaucoup d'éficacité contre les vomissemens et dans les maladies du foie ; elles activent avec plus de force la sécrétion des urines, et donnent des résultats plus prompts dans les maladies qui exigent une médication plus énergique. Quelques chirurgiens de marine préfèrent aussi ces pilules aux eaux pour calmer et prévenir les vomissemens qui surviennent chez certaines personnes dans les voyages maritimes. Du reste, ces faits n'ont rien d'étonnant, et tout le monde sait que la potion de Rivière est plus active quand on donne les liqueurs immédiatement l'une après l'autre, de ma-

nière à ce que l'effervescence se fasse dans l'estomac;
c'est le résultat de la pilule carbonique , seulement
celle-ci s'administre aisément et dégage régulièrement
tout le gaz qu'elle contient , tandis que les deux liqueurs de Rivière , ne peuvent pas être prises avec
facilité séparément à cause de la promptitude avec
laquelle elles doivent être avalées, et surtout de l'im-
pression alcaline d'un des liquides et de l'acidité
presque caustique de l'autre.

## Mode d'administration.

*Les eaux alcalines gazeuses , et les eaux ferrugineuses pro-
duites par les dragées, sont données aux malades comme boisson
ordinaire ou à de très hautes doses (10 à 20 verres par jour)
suivant les cas, surtout si on les administre chaudes. Les eaux
sulfureuses doivent à cause de leur activité, être portées par le
médecin à des doses très variables, suivant la maladie, (ordi-
nairement de 4 à 8 verres dans les 24 heures.)*

---

Le médecin trouvera les dragées minérales pour faire toutes les eaux
minérales naturelles , dont la composition est connue, ainsi que les
pilules carboniques, chez M. JOURDAIN , pharmacien, rue des Martyrs,
42 , et dans les principales Pharmacies de France et de l'Etranger.

C'est également chez M. Jourdain que voudront bien s'adresser les
pharmaciens pour les besoins de leur officine.

Imprimerie de Pommeret et Guénot, rue Mignon, 2.